Voll · Die Meßpunkte der Elektroakupunktur nach Voll (EAV)
an Händen und Füßen

Die Meßpunkte der Elektroakupunktur nach Voll (EAV) an Händen und Füßen

4. Auflage

von Dr. med. Reinhold Voll

Medizinisch Literarische Verlagsgesellschaft mbH, Uelzen

CIP-Kurztitelaufnahme der Deutschen Bibliothek

Voll, Reinhold:
Die Meßpunkte der Elektroakupunktur nach Voll (EAV) an Händen und Füßen / von Reinhold Voll.
– Uelzen: Medizinisch Literarische Verlagsgesellschaft, 1981.
ISBN 3-88136-087-5

4. Auflage 1992

3. Auflage 1989

2. Auflage 1983

ISBN 3-88136-087-5

Gesamtherstellung: C. Beckers Buchdruckerei GmbH & Co. KG., Uelzen

Inhaltsverzeichnis

Vorwort

Die Anregung, diesen kleinen Band für die EAV-Meßpunkte an Händen und Füßen zu schaffen, erhielt ich von Herrn Dipl. Ing. Dr. *Werner*, Stuttgart, dem Erbauer des K+F-Diatherapuncteurgerätes, mit dem erstmalig 1953 die EAV-Diagnostik und -Therapie durchgeführt werden konnte.

In der klassischen Akupunktur liegen die wichtigsten Akupunkturpunkte für die Nadeltherapie an Händen und Füßen. Für den EAV-Arzt sind dort die wichtigsten Meßpunkte für die verschiedenen Anteile der großen Organe und der Gewebssysteme.

Zur schnellen Orientierung sind in diesem kleinen Band alle Punkte an Händen und Füßen zusammengefaßt und auf Zeichnungen dargestellt, so daß zur Information zunächst das Nachschlagen in den drei Bildbänden und in den beiden Supplementbänden entfällt.

Für denjenigen, der weiteres über die Punkte wissen will, sind die entsprechenden Tafeln in den genannten Bänden an den Punkten erwähnt, so daß schnelles Nachschlagen jetzt ohne großes Suchen möglich ist.

Zu danken habe ich insbesondere Dr. *Werner*, der mir bei der Schaffung dieses Bandes sehr behilflich war.

Juni 1981

Dr. Reinhold Voll
Begründer der EAV

Vorwort zur 2. Auflage

Nach 2 Jahren muß die 2. Auflage dieses Heftes erscheinen. Es enthält 180 Meßpunkte der EAV an Händen und Füßen.

Von diesen Meßpunkten hat die EAV 120 Punkte neu gefunden, das sind zwei Drittel der in diesem Heft dargestellten Punkte.

Gegenüber der 1. Auflage sind einige wenige Punkte neu eingezeichnet, nämlich die Punkte für die allergische Belastung der Haut und der Gelenke sowie für die vegetative Fehlsteuerung bei allergischen Erkrankungen.

Juli 1983

Dr. Reinhold Voll

Abkürzungen

SMP.	=	Summationsmeßpunkt
p-SMP.	=	partieller Summationsmeßpunkt
KMP.	=	Kontrollmeßpunkt
B. I	=	Bildband I
B. II	=	Bildband II
B. III	=	Bildband III
Su. I	=	Supplementband I
Su. II	=	Supplementband II
Su. III	=	Supplementband III erscheint im Frühjahr 1984
T.	=	Tafel
Bi.	=	Bild

Meridian- und Gefäßanfangs- bzw. -endpunkte an der Hand

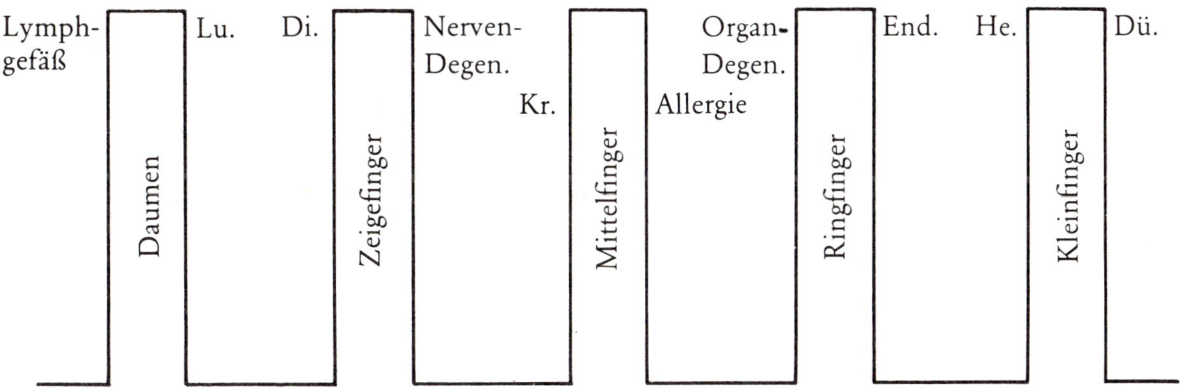

und am Fuß

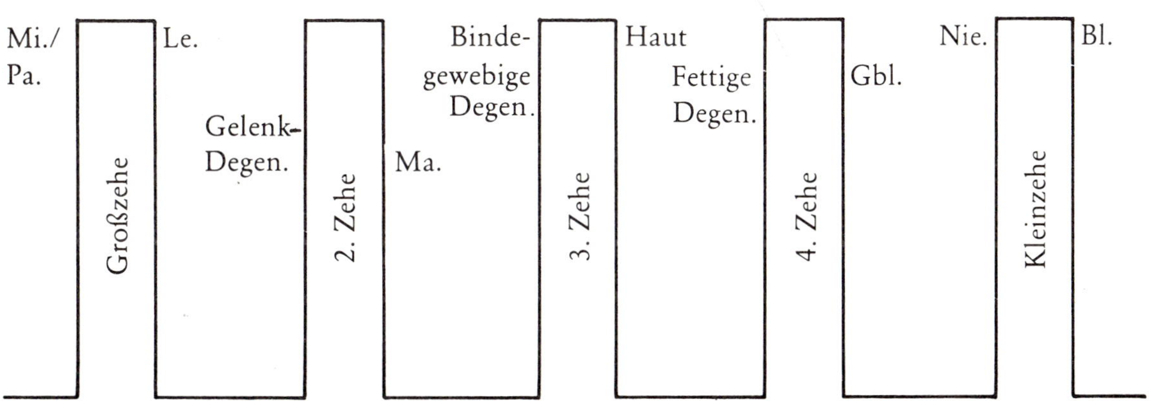

Die von der EAV gefundenen Gefäße sind ausgeschrieben bzw. mit Degen. für Degeneration abgekürzt.

Abb. 1

Blasenmeridian

siehe B. I, T. 3 und B. II, T.18b und 19

Beginn: Am inneren oberen Augenwinkel Ende: Kleinzehe Außenseite

67.	= Blasenkörper
66d.	= Lymphgefäßnetz der Blase, B. I, T. 5b (4. Auflage)
66c.	= Plexus vesicalis, B. III, T. 15, T. 9a und 9b
66b.	= Kontrollmeßpunkt für Blase und urogenitale Organe, B. II, T. 36
66a.	= Peritoneum im Blasenbereich, B. II, T. 14
66.	= Trigonum vesicae – Blasengrund und Blasenhals, Sphinkter vesicae
65.	= p-Summationsmeßpunkt Urethra, vorder und hinterer Anteil – Vesicula et Collicus seminalis – Penis – Prostata, B. II, T. 19 Parametrien, Uterus, Pars interstitialis tubae uterinae – Vagina
64.	= p-Summationsmeßpunkt Ductus deferens, Epididymis Ampulla tubae, Ostium abdominale tubae
63.	= Plexus hypogastrici inferiores s. Plexus pelvinus, B. III, T. 9a und 9b
62.	= Meßpunkt für das hintere Sprunggelenk, B. I, T. 23
61.	= Lendenwirbelsäule, Kreuzbein und Steißbein, B. I, T. 23

Bla 66!
Ausmaß d. Prostatabelastung kann hier getestet werden!

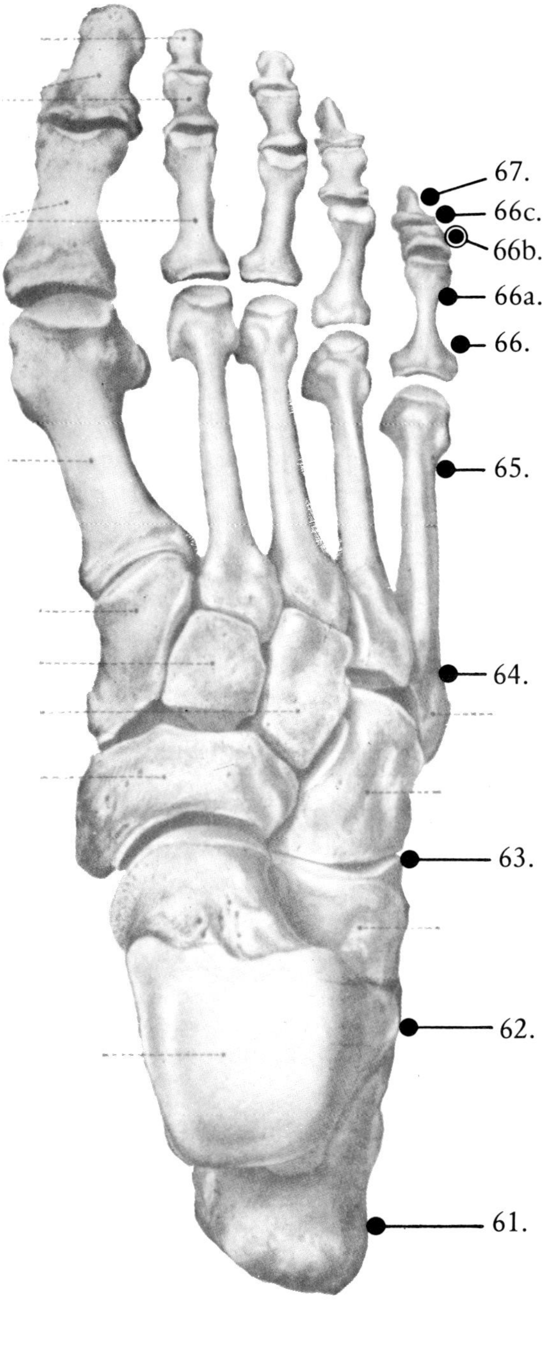

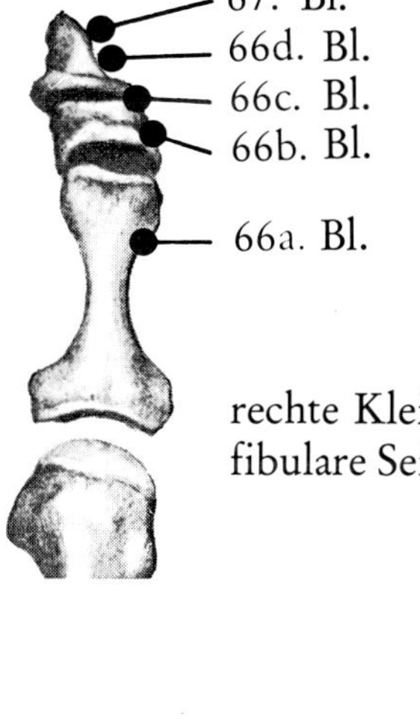

rechte Kleinzehenglieder
fibulare Seite

Abb. 2

Dickdarmmeridian

siehe B. II, T. 9 und 10a

Beginn: Zeigefinger Daumenseite — Ende: Neben dem Nasenflügel

1.	=	rechts: Colon transversum – rechter Anteil links: Colon sigmoideum
1-1 ×		rechts: Lymphgefäße des Coecum (Blinddarm) und des Colon links: Lymphgefäße des Colon und des Sigmoid, B. I, T. 5a
1a.	=	rechts: Plexus hypogastricus superior, B. III, T. 5 links: Plexus iliacus
1b. ×	=	Kontrollmeßpunkt für den ganzen Dickdarm einschließlich Rektum und Analkanal, B. II, T. 34
1c. ×	=	Peritoneum im Dickdarmgebiet, B. II, T. 14a
2.	=	rechts: Colon – Flexura coli dextra links: Colon descendens
3.	=	rechts: Colon ascendens links: Colon – Flexura coli sinistra
3a.	=	Omentum majus
4.	=	rechts: Coecum links: Colon transversum – pars sinistra
4a.	=	rechts: Appendix mit ileozökalen Lymphknoten, B. II, T. 9 links: Lymphonodi mesocolici
5.	=	MP. für das proximale Handgelenk, B. I, T. 5

1-1: klassischer Meßpkt der Darmwand Lymphaticums

1c. Dickdarm Peritoneum
bei retoxischer Darmbelastung
(hoher Meßwert, mit Zeigerabfall)

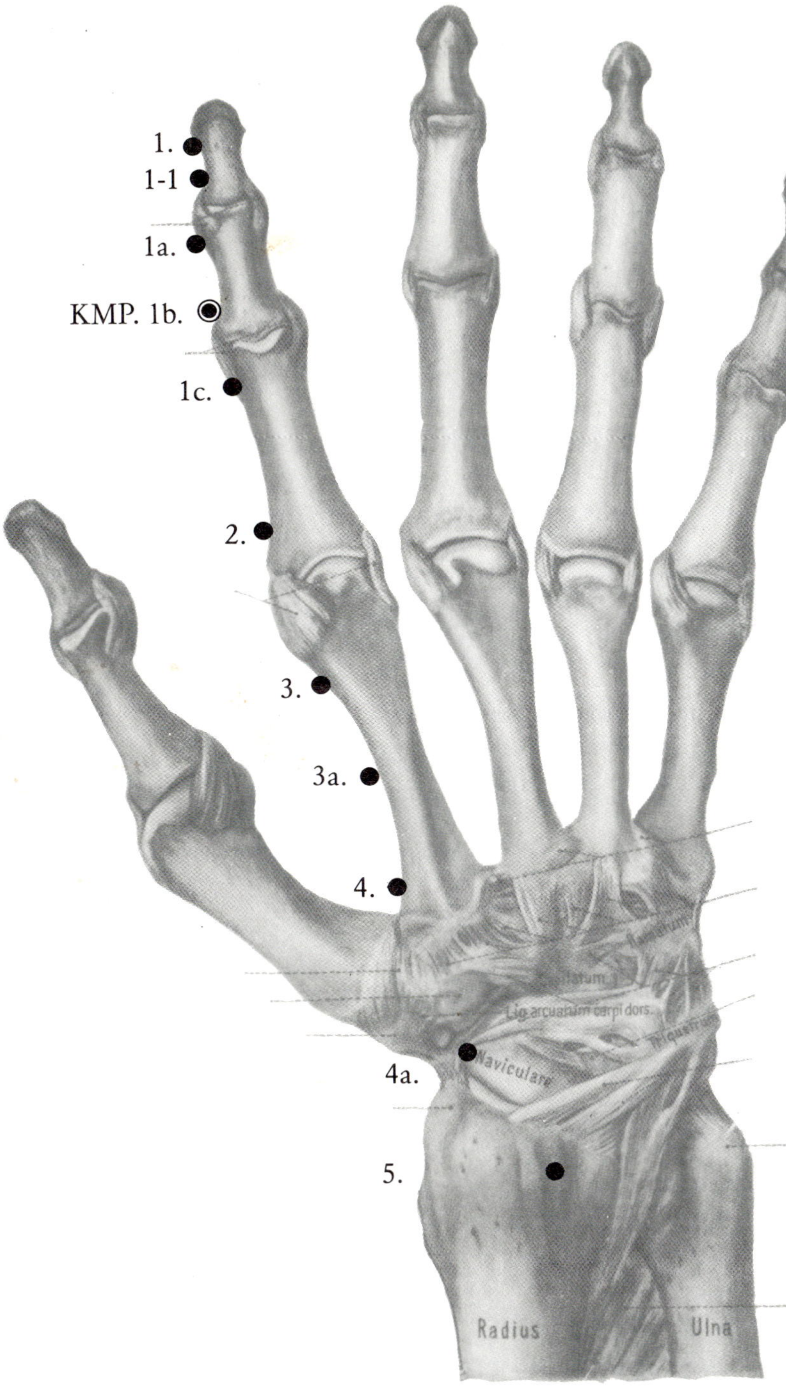
1.
1-1
1a.
KMP. 1b.
1c.
2.
3.
3a.
4.
Lig. arcuatum carpi dors.
Naviculare
4a.
5.
Radius
Ulna

Abb. 3

Dünndarmmeridian

siehe B. II, T 9 und 10a

Beginn: Kleinfinger Außenseite   Ende: in Mitte des Ohrläppchens

1.	= rechts: Krummdarm – terminales Ende links: Krummdarm links
1-1	= rechts: Lymphgefäße des Duodenum I-III und des Ileum terminale links Lymphgefäße von Duodenum IV und von Krumm- und Leerdarm, B. I, T. 5a (4. Auflage)
1a.	= rechts: Plexus mesentericus superior, B. III, T. 5 links: Plexus mesentericus inferior
1b.	= Kontrollmeßpunkt, B. II, T. 34
1c.	= rechts: Peritoneum im Zwölffingerdarm I-III und terminales Dünndarmgebiet, B. II, T. 9, T. 14a links: Peritoneum Duodenum IV, Jejunum und Ileum
2.	= rechts: Duodenum – unterer horizontaler Teil links: Leerdarm, B. II, T. 10a
3.	= rechts: Duodenum – absteigender Teil B. II, T. 9 links: Duodenum – Biegung zwischen dem Zwölffingerdarm und dem Leerdarm
3a.	= rechts: Papilla duodeni B. I, T. 1 links: *Peyer*sche Plaques
4.	= rechts: Duodenum – oberer horizontaler Teil links: Duodenum – ansteigender Teil

1, Chron. Überlastung aufgrund nutritiver Allergie
2, Rückkoppelung vom Kopf-Hals-Lymphatikum.
3, Metoxische Belastung (Gärung – Methylalkohol)

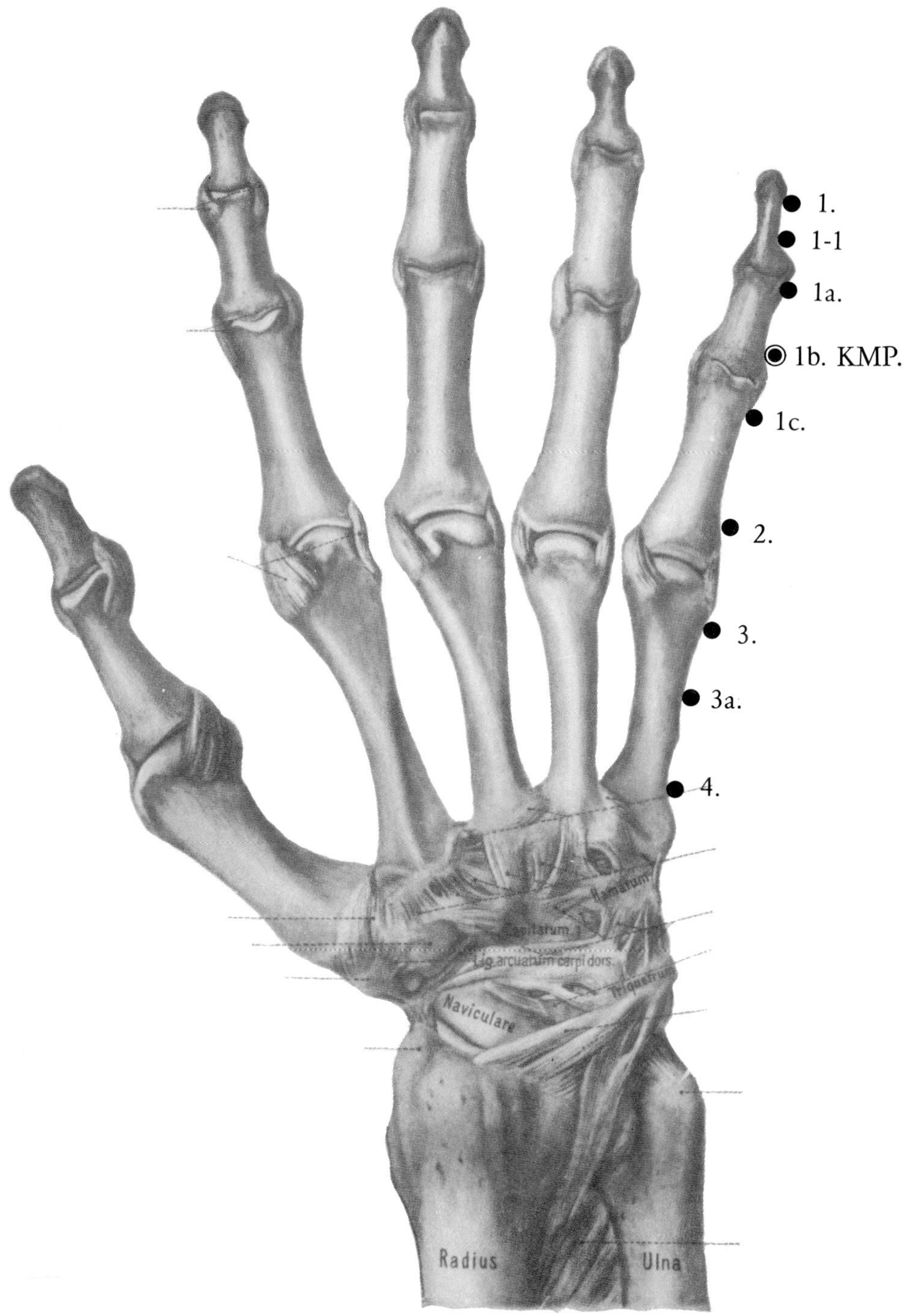
1.
1-1
1a.
1b. KMP.
1c.
2.
3.
3a.
4.
Hamatum
Capitatum
Lig. arcuatum carpi dors.
Triquetrum
Naviculare
Radius
Ulna

Abb. 4

Endokriner Meridian (Drei E)

(Dreifacherwärmer)

siehe B. II, T. 23

Beginn: Ringfinger Kleinfingerseite
Ende: Kopf, oberhalb des Jochbogens vor dem Tragus in Höhe des Ohrloches

1. = p-SMP. Keimdrüse – Nebenniere
1a. = p-SMP. Halsganglien, B. III, T. 5
1b. = KMP. einschließlich innere Sekretion des Pankreas und Mammadrüse, B. II, T. 34
1c. = rechts: innere Sekretion des Pankreas (Pankreaskopf und -körper), B. II, T. 11b
links: innere Sekretion des Pankreasschwanzes
1d. = Mammadrüse, B. II, T. 23 (2. Auflage)
2. = p-SMP. Nebenschilddrüse – Schilddrüse – Thymus
3. = p-SMP. Hypophyse – Epiphyse
4. = Meßpunkt für den distalen Anteil des Handgelenkes, B. I, T. 1

Hinweis: Folgende Änderung für die Bezeichnung der Punkte in Bildband II, Tafel 23 sind vorzunehmen:

1c. Drei E an Stelle von 1a. Drei E (Bildband II, Tafel 23)
1d. Drei E an Stelle von 1b. Drei E (Bildband II, Tafel 23)

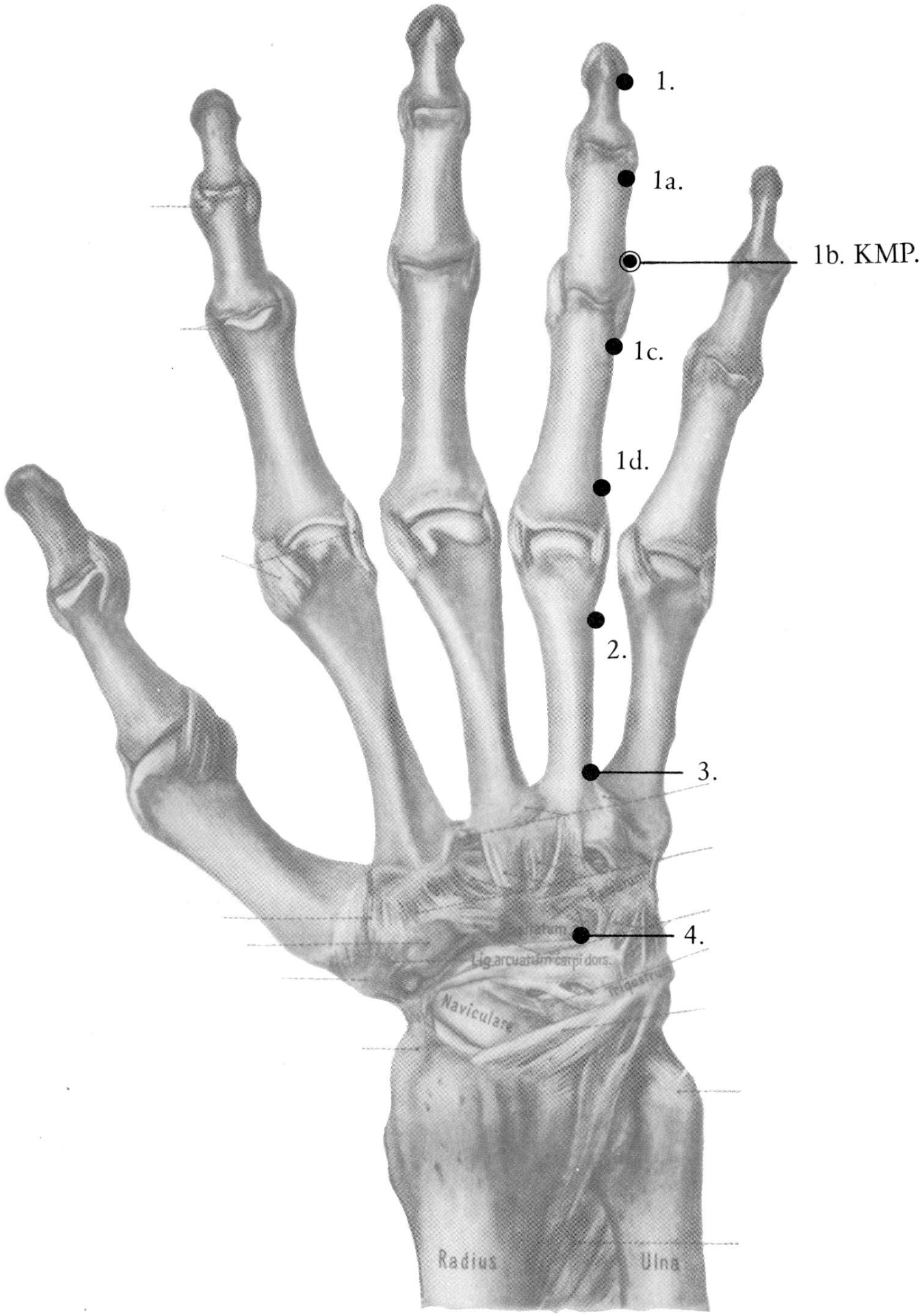
1.
1a.
1b. KMP.
1c.
1d.
2.
3.
4.
Lig. arcuatum carpi dors.
Naviculare
Triquetrum
Radius
Ulna

Abb. 5

Gallenblasenmeridian

siehe B. II, T 13a und 13b

Beginn: Lateraler knöcherner Augenwinkel   Ende: 4. Zehe Kleinzehenseite

44.	=	rechts: Ductus choledochus links: Ductus hepaticus communis
43d.	=	Lymphgefäße der Gallenblase und der ableitenden Gallenwege
43c.	=	Plexus hepaticus, B. III, T. 7
43b.	=	Kontrollmeßpunkt, B. II, T. 36
43a.	=	Peritoneum im Gallenblasengebiet
43.	=	rechts: Ductus cysticus links: Ductus hepaticus dexter
42.	=	rechts: Gallenblase links: Ductus hepaticus sinister
41.	=	rechts: Ductus biliferi im rechten Leberlappen links: Ductus biliferi im linken Leberlappen
40.	=	Bedeutung ist noch nicht bekannt
39a.	=	3. Meßpunkt – oberes Sprunggelenk, lateraler Anteil, B. II, T. 23

Gall 44:
① Schwein ist hier nachweisbar => Lymphblockierung
Ausleitung: Sentoxol Iggel
Erst nach 4 Wochen Kurenz trat Besserung ein.
② Unser Fettstoffwechsel in seiner Gesamtheit einstellen.

Hypercholesterie: Eiweißspeicherkrankheit.
=> Reduzierung d. tierischen EW
Erhöh. ungesättigter Fettsäuren
Vit A u E.

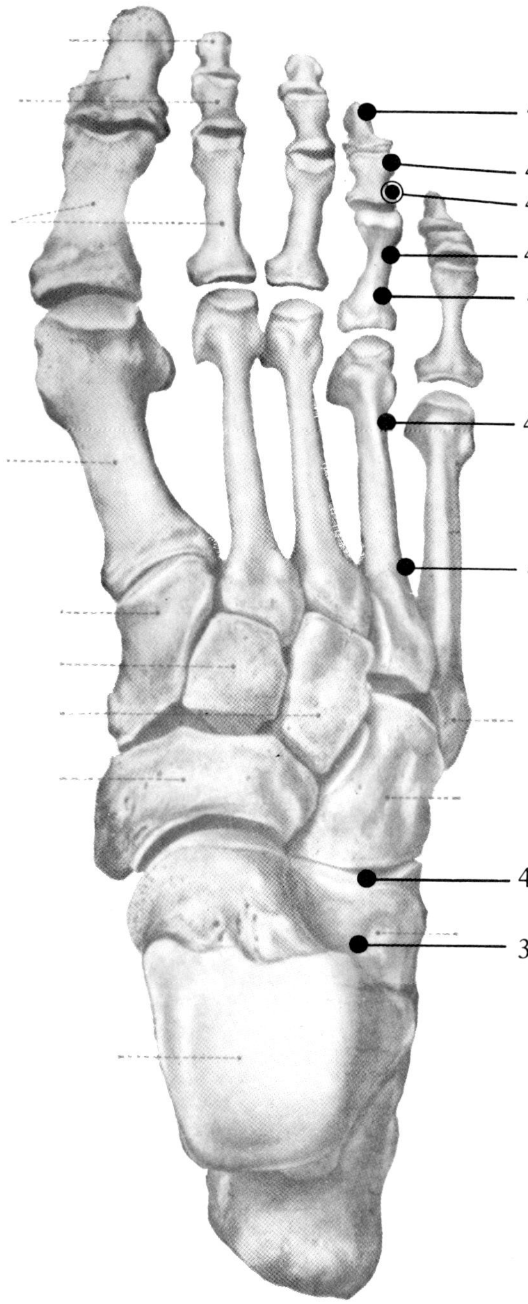

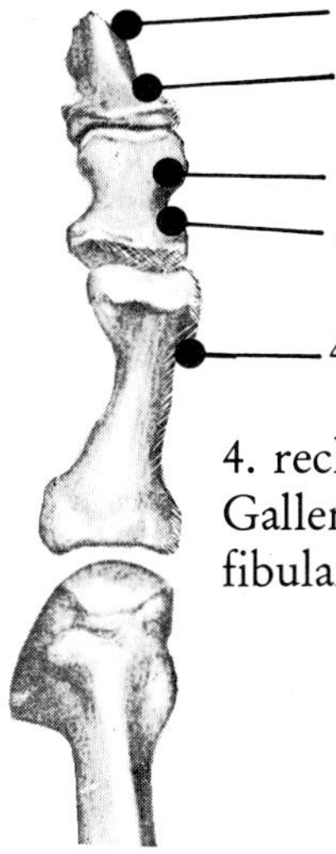

4. rechte Zehenglieder
Gallenblasenpunkte an
fibularer Seite

Abb. 6

Herzmeridian

siehe B. I, T. 1, 2 und 4 (4. Auflage)

Beginn: In der Präaxillarlinie über dem unteren Rand der 3. Rippe
Ende: Kleinfinger Innenseite

9.	= Pulmonalklappe re. + Aortenklappe li. +
8f.	= Subendokardiales Lymphgefäßnetz
8e.	= Plexus cardiacus, B. III, T. 5
8d.	= myokardiales Lymphgefäßnetz
8c.	= Kontrollmeßpunkt für das Herz, B. II, T. 34
8b.	= Endokard
8a.	= Herzbeutel (Perikard) und subperikardiales Lymphgefäßnetz, B. II, T. 6
8.	= rechte Trikuspidalklappe, bzw. linke Mitralklappe
7a.	= rechts: Atrioventrikularknoten mit rechtem Schenkel des *His*schen Bündels links: linker Schenkel des *His*schen Bündels
7.	= Reizleitungssystem re. bzw. li.
6a.	= rechts: Sinusknoten links: sinuslinksaurikuläres Bündel
6.	= Myokard re. + li. (Herzmuskel)

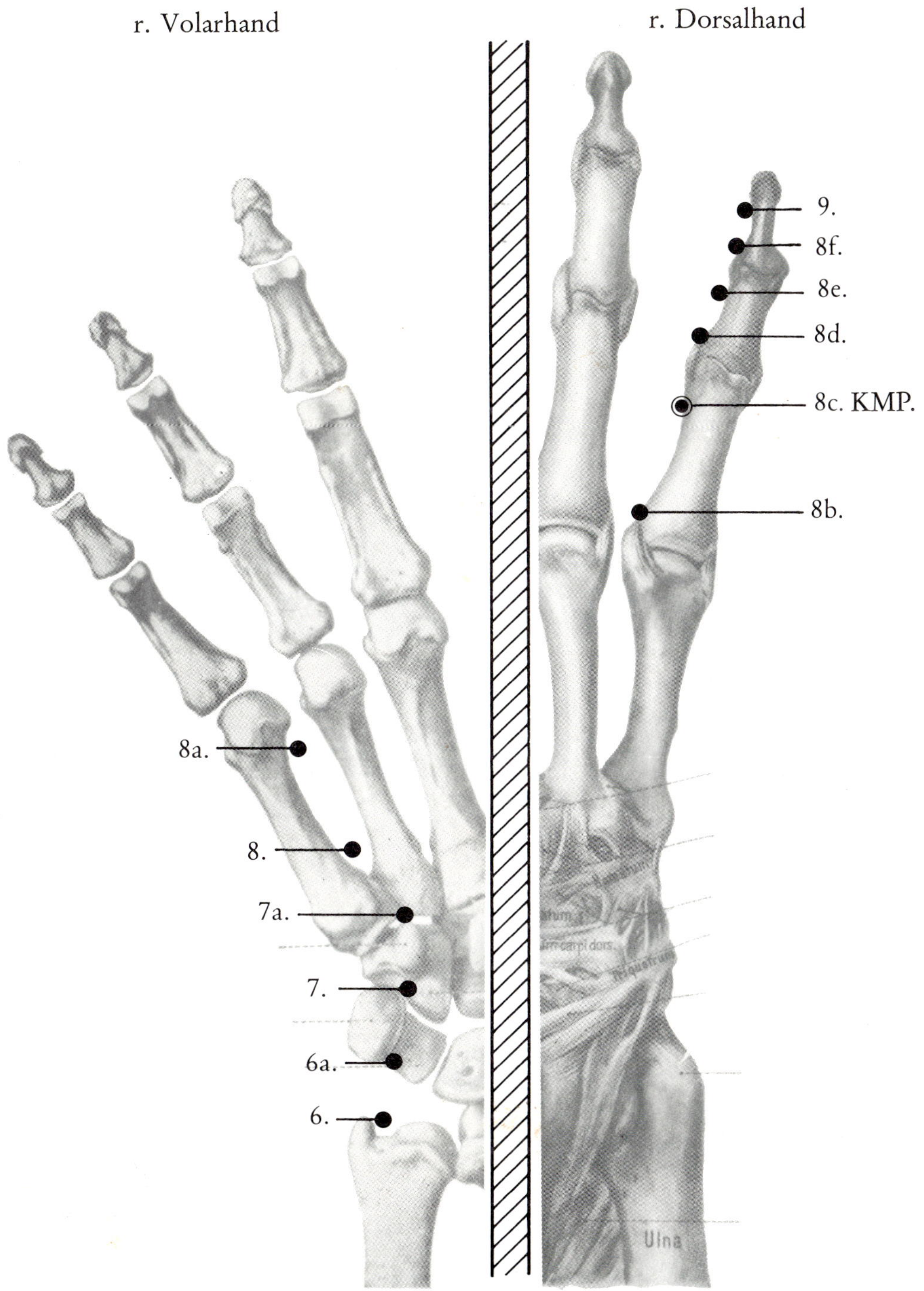

Abb. 7

Kreislaufmeridian

siehe B. I, T. 1 und 2

Beginn:	Im 4. Interkostalraum über dem unteren Rand der 4. Rippe in der Paramamillarlinie
Ende:	3. Finger Daumenseite

9.	= Summationsmeßpunkt Arterien
8f.	= Hämolymphonodi (Blutlymphdrüsen) – Indikator für Schwermetall Intoxik.
8e.	= rechts: Arcus aortae mit Ganglia cardiaca links: Aorta thoracica mit Plexus aorticus thoracicus, B. III, T. 5
8d.	= Kontrollmeßpunkt, B. II, T. 34
8c.	= Aorta abdominalis mit Plexus aorticus abdominalis, B. III, T. 5
8b.	= Cisterna chyli, B. II, T. 6 und 7
8a.	= links: Ductus thoracicus, B. II, T. 6 rechts: Ductus thoracicus accessorius s. Truncus lymphaticus dexter
8.	= SMP. Venen, B. II, T. 3
7b.	= SMP. Lymphsystem, Su. III
7a.	= Plexus coronarius cordis, B. III, T. 6
7.	= Herzkranzgefäße

8f: · Metallintoxikationen
· bakterielle, virale u. mycotische Belast. d. Blutes
· Blutsymbiose

Wichtiger Punkt f. die laufende Therapie
Kontrolle f. d. Ablauf einer Entgiftungsther. (Ausleitungsther.)

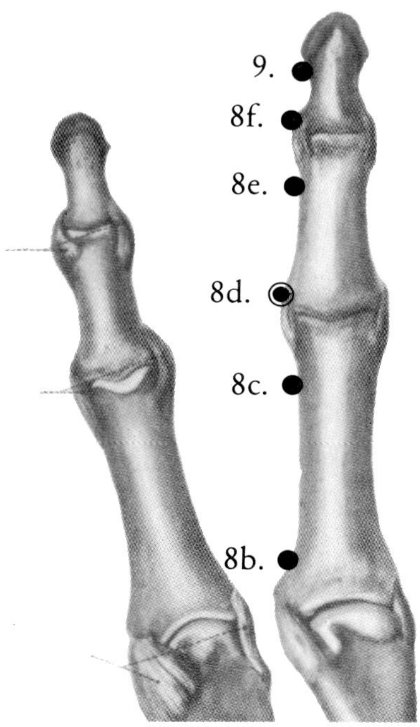

Punkte des Kreislaufmeridians oben auf der dorsalen Seite des III. Fingers; seitlich in der Innenhand über Handgelenk und Metacarpale III.

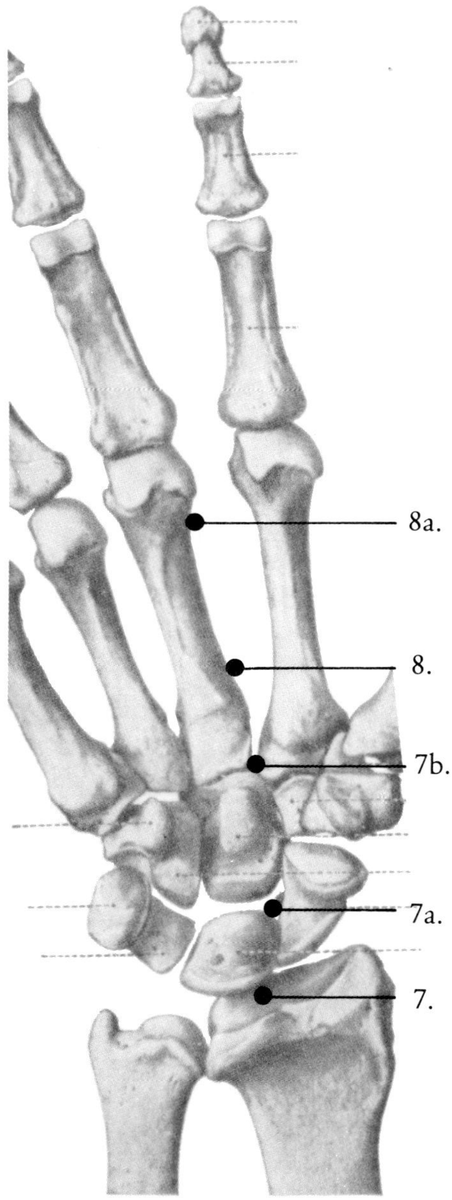

r. Volarhand

Abb. 8

Lebermeridian

siehe B. II, T. 12

Beginn: Großzehe Innenseite
Ende: Im 5. Interkostalraum ein Querfinger lateral der Mamillarlinie

1. = Leber-Zentralvenensystem – auf Zeigerabfall testen
1a. = KMP. B. II, T. 36
1b. = Peritoneum der Leber, B. II, T. 14b
2. = Leberläppchensystem, Leberzelle
2a. = Ductuli biliferi interlobulares
3. = Leber – perivaskuläres bzw. periportales System
4. = Meßpunkt für das vordere Sprunggelenk, B. I, T. 3

Welche Intoxikation liegt vor?
Wie wird Intoxikation abgelaufen?
Entgiftungsleistung

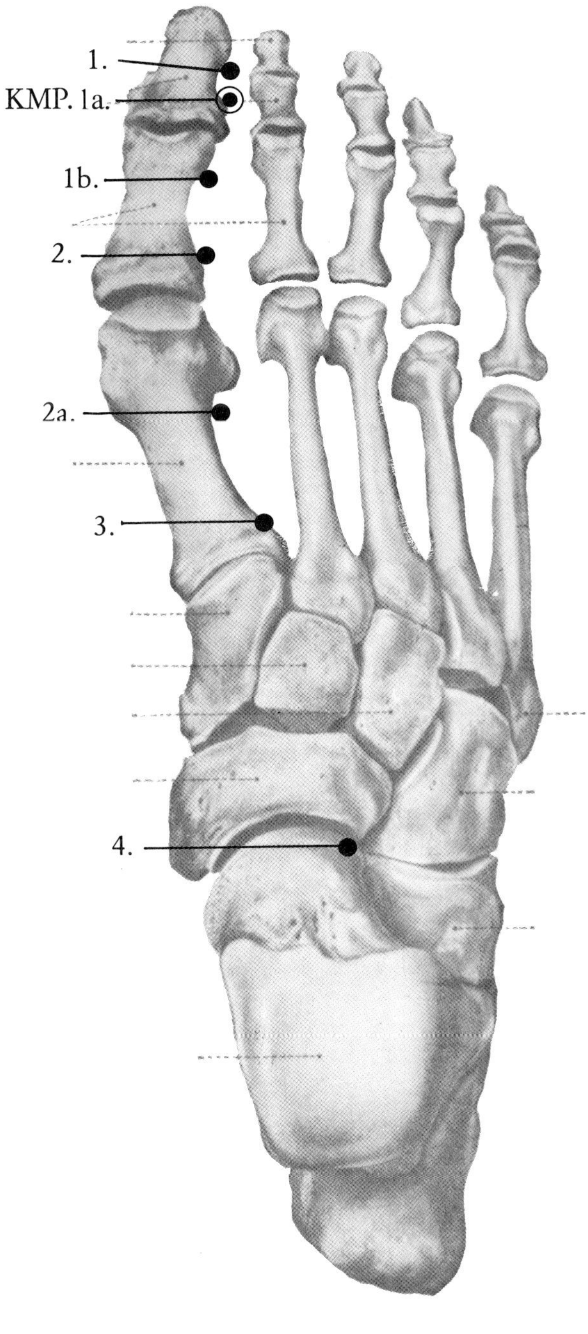

Abb. 9

Lungenmeridian

siehe B. II, T. 17

Beginn:	In der Paramillarlinie im 2. Interkostalraum über dem unteren Rand der 2. Rippe
Ende:	Daumen Innenseite

11.	= Lungenparenchym und Alveolen, B. I, T. 1
10d.	= Plexus mediastinalis, B. III, T. 5
10c.	= Kontrollmeßpunkt für die Lunge, nicht Larynx und Hypopharynx, B. II, T. 34
10b.	= Bronchiolen, B. II, T. 17
10a.	= Pleura, B. II, T. 14a
10.	= Bronchien, B. I, T. 2
9a.	= Plexus bronchialis, B. III, T. 6
9.	= Trachea, B. I, T. 2
8b.	= Larynx, B. I, Bi. 29
8a.	= Hypopharynx, B. I, Bi. 29 oder B. II, T. 17
8.	= Venen der oberen Extremität, B. I, T. 11

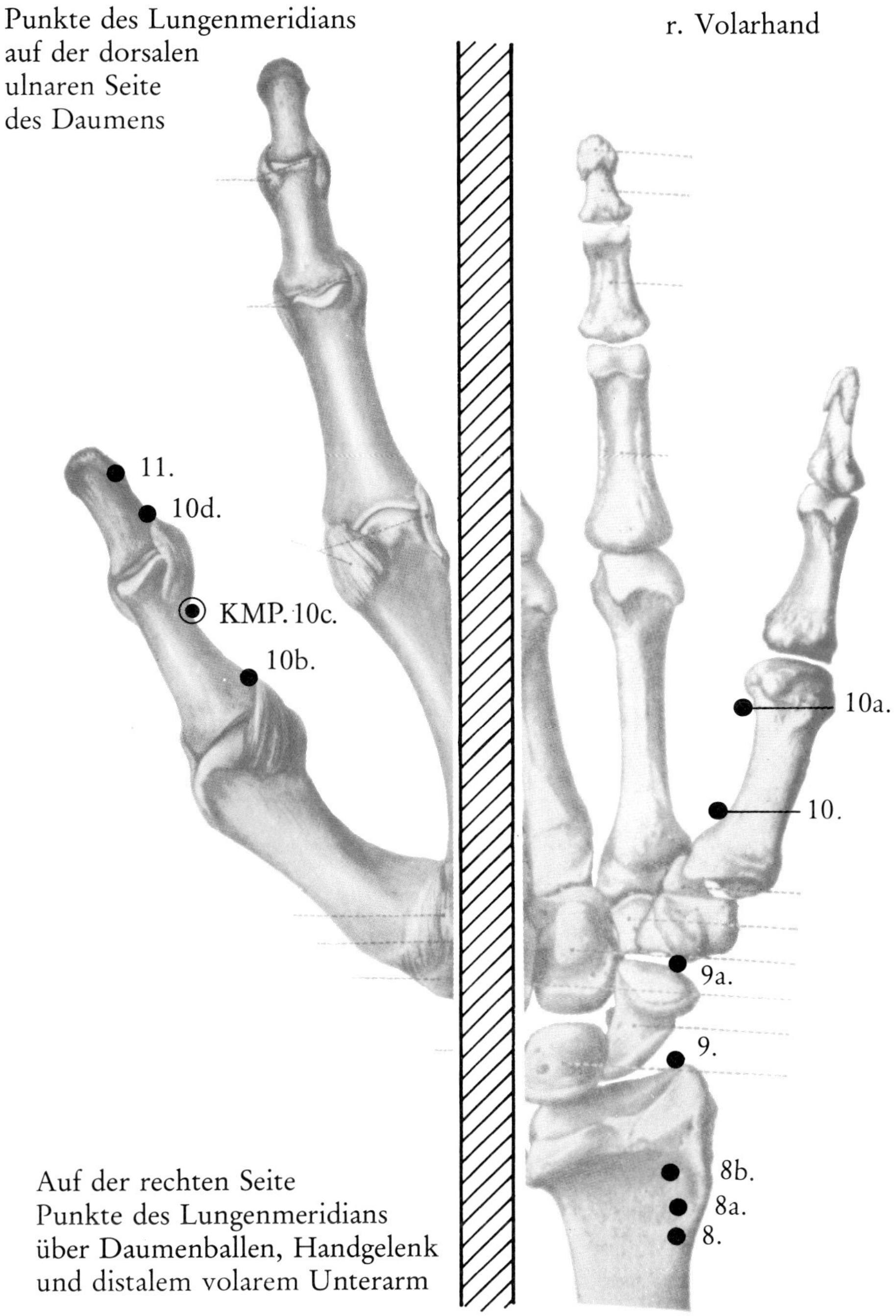
Punkte des Lungenmeridians
auf der dorsalen
ulnaren Seite
des Daumens
r. Volarhand
11.
10d.
KMP. 10c.
10b.
10a.
10.
9a.
9.
8b.
8a.
8.
Auf der rechten Seite
Punkte des Lungenmeridians
über Daumenballen, Handgelenk
und distalem volarem Unterarm

Abb. 10

Magenmeridian

siehe B. II, T. 8a. und 8b.

Beginn:	Seitliche Schädeldecke über dem Schnittpunkt der Sutura coronalis mit der Linea temporalis inferior
Ende:	2. Zehe Kleinzehenseite

45.	= rechts: Magenausgang – Pförtner links: Magenkörper – linker Anteil
44d.	= Lymphgefäßnetz des Magens, B. I, T. 5b (4. Auflage)
44c.	= Plexus coeliacus, B. III, T. 7
44b.	= Kontrollmeßpunkt für Magen, nicht Speiseröhre, B. II, T. 36
44a.	= Peritoneum in der Magengegend, B. II, T. 14b
44.	= rechts: Vorhof des Magenpförtners links: Magengewölbe
43a.	= Magenstraße – rechter bzw. linker Anteil
43.	= rechts: Magenkörper rechts links: Magenmund links
42a.	= Speiseröhre – unterer Anteil
42.	= Speiseröhre – oberer Anteil
41a.	= Mammadrüse, B. II, T. 22b
41.	= 2. Meßpunkt für das obere Sprunggelenk, B. I, T. 17

• Man fühlt Magen
• ~~[illegible]~~ sehr empfindlich

Mag 45: stabiler Meßpkt.

Weitere Meßpkte. sind sehr empfindlich, daher nicht sinnvoll zu testen, außer: Mag 44c. zur Kontrolle

Magenprobleme rufen Schilddrüsenprobl. hervor (organisch, nicht hormonell)

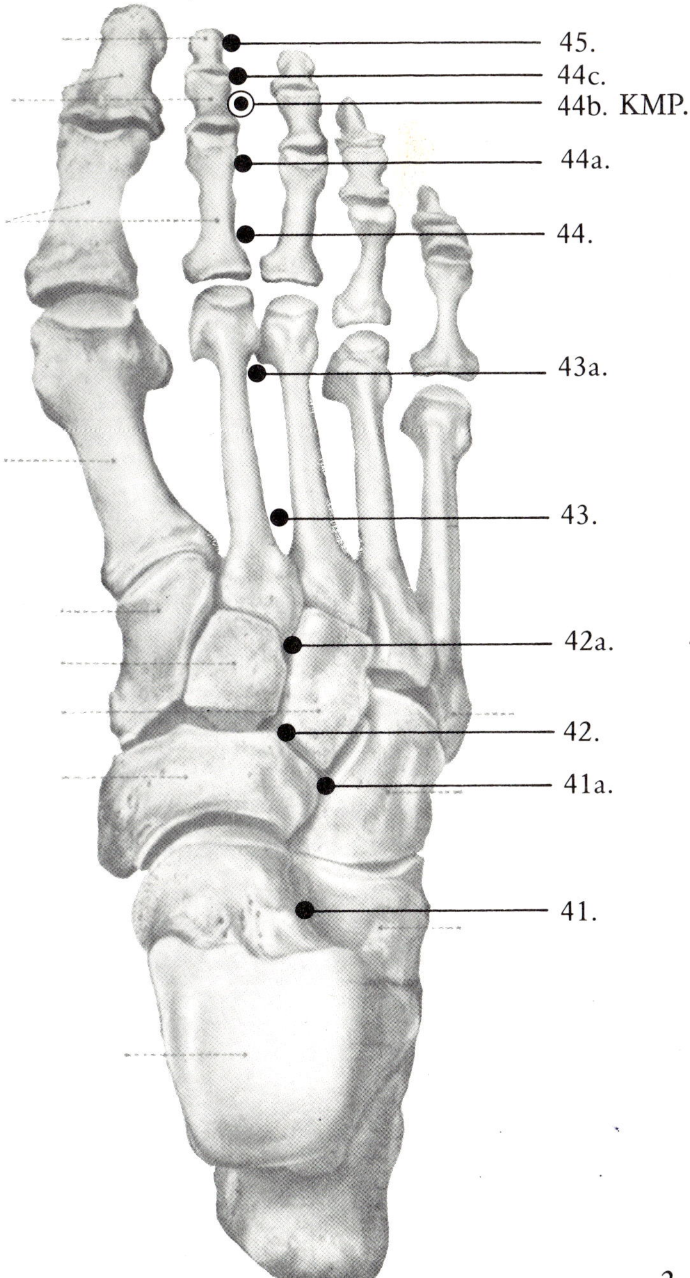

44d. = Lymphgefäße des Magens

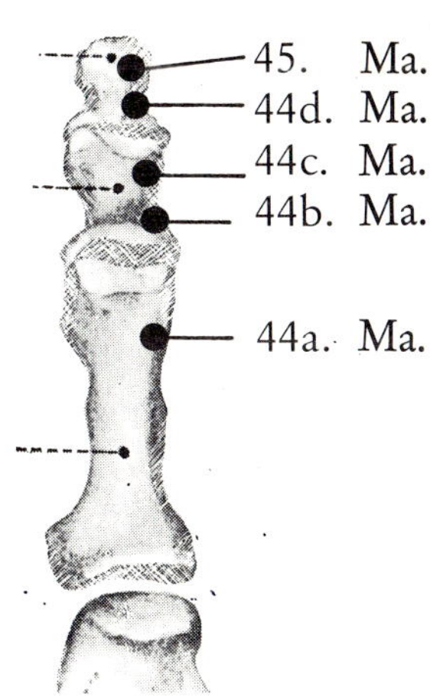

2. rechte Zehenglieder
Magenpunkte an fibularer Seite

Abb. 11

Milz-Pankreas-Meridian

Milzmeridian siehe B. II, T. 4; Pankreasmeridian siehe B. II, T. 11a.

Beginn: Großzehe tibiale Seite
Ende: Seitliche Brust in der Präaxillarlinie in Mitte des 6. Interkostalraumes

1.	=	rechts: Pankreas – Eiweißfermentbildung – Proteasen-Eiweißstoffwechsel links: Milz – weiße Pulpa bei Belastung im oberen Körperabschnitt
1a.	=	Kontrollmeßpunkt für Milz und für exokrine und endokrine Pankreasleistung, B. II, T. 36
1b.	=	rechts: Peritoneum – Pankreas links: Peritoneum – Milz
2.	=	rechts: Pankreas – Nukleasenfermentbildung – Harnsäurestoffwechsel links: Milz – weiße Pulpa bei Belastung im unteren Körperabschnitt
3.	=	rechts: Pankreas – Kohlenhydratfermentbildung links: Milz – rote Pulpa
3a.	=	nur rechts: Ductus pancreaticus
4.	=	rechts: Pankreas – Fettfermentbildung – Fettstoffwechsel – links: Milz – Retikulum – Milzleistung des RES
5.	=	Meßpunkt für das obere Sprunggelenk, B. I, Bi. 9

Beachte, daß die endokrine Leistung des Pankreas am 1c. Drei E (endokriner Meridian) gemessen wird (siehe S. 16 und 17).

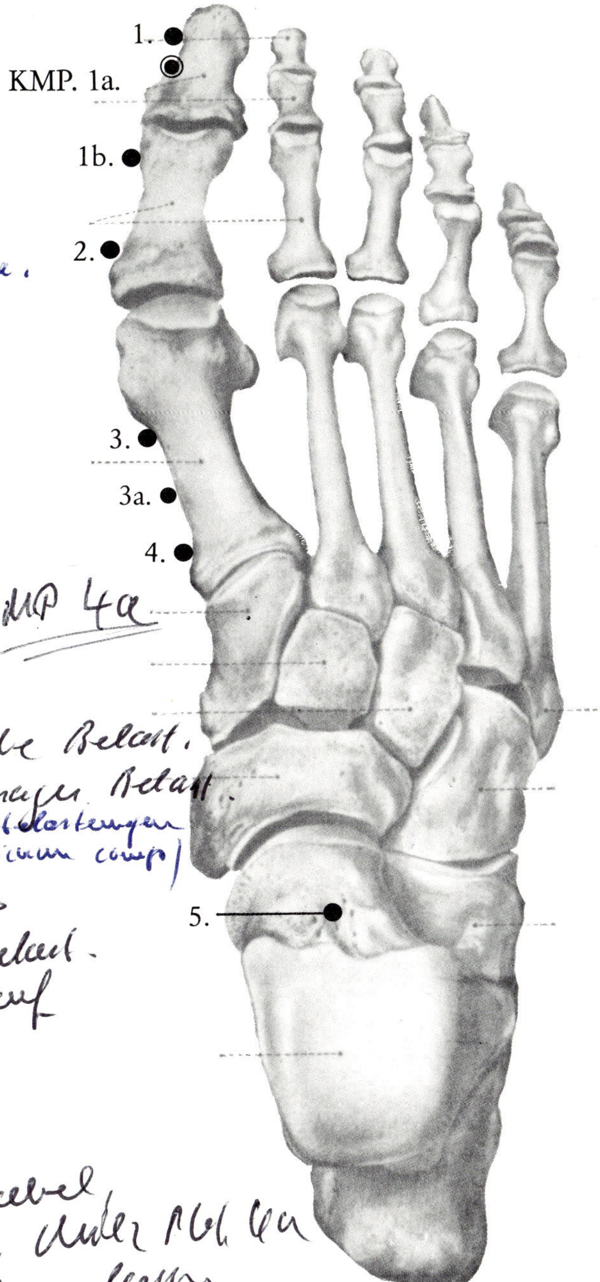

1a/ Penicillin u. Amalgam Tests.

MP 4a

• Geopathische Belast.
• Elektromagn. Belast.
• alte Strahlenbelastungen (Carcinom comp)

Bic. Anfoo
hebt die Belast.
kurzfristig auf

Bandwechsel
MP 4a, oder Mb 4a
einmalen lassen

Abb. 12

Nierenmeridian

siehe B. II, T. 18b und B. I, T. 29

Beginn: Kleinzehe Innenseite
Ende: Brust unterhalb des Brustbein-Schlüsselbeingelenkes

1.	= Nierenbecken
1-1	= Lymphgefäße der Niere und Nebenniere, B. I, T. 5b (4. Auflage)
1-2	= Plexus renalis, B. III, T. 7
1-3	= Kontrollmeßpunkt für die Niere und den Harnleiter, B. II, T. 36
1-4	= Peritoneum im Nierenbereich, B. II, T. 14b
1a.	= Harnleiter im Bauchhöhlenabschnitt
1b.	= Plexus suprarenalis, B. III, T. 7
X 2.	= Pyelorenales Gebiet – Intoxikationen
X 2a.	= Nierenmark Intoxikationen
X 3.	= Nierenrinde, B. II, T. 18 b

Kontrollpkt: Trinken!

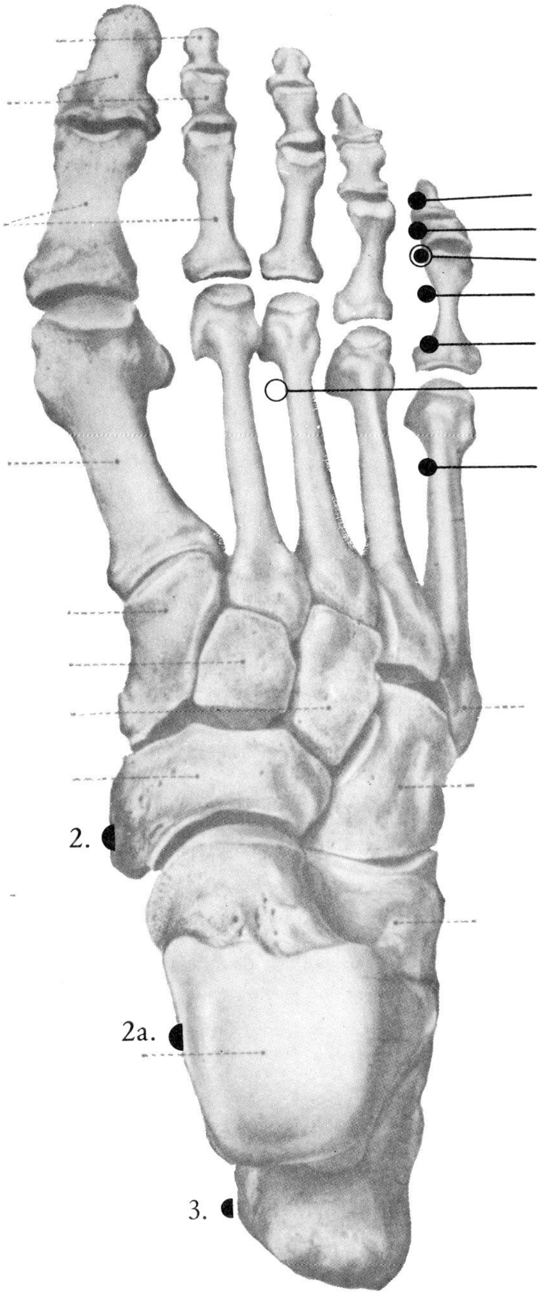
1.
1-2
1-3 KMP.
1-4
1a.
MP. 1. Ni. der klassischen Akupunktur
1b.
2.
2a.
3.

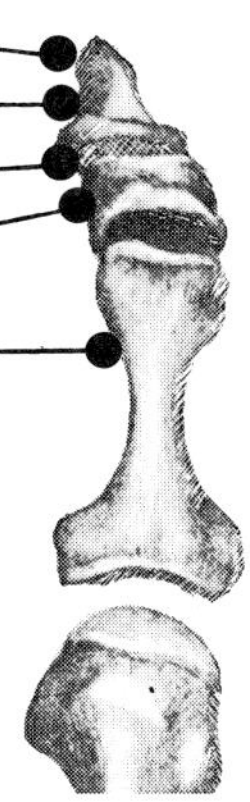
1. Ni.
1-1 Ni.
1-2 Ni.
1-3 Ni.
1-4 Ni.

Abb. 13

Allergiegefäß

siehe B. II, T. 21

Beginn: Am 3. Finger ulnare Seite

1. MP.	=	Allergie für die Haut des unteren Körperabschnitts einschließlich untere Extremitäten, für Organe im Bauch und im kleinen Becken
1a. MP.	=	vegetative Steuerung bei der Allergie
1b. MP.	=	Kontrollmeßpunkt für Allergie
1c. MP.	=	Gefäßsklerose => Allergisches Problem (Umwelt Allergiker!)
2. MP.	=	Allergie für die Haut des oberen Körperabschnitts einschließlich obere Extremitäten, für Organe im Brusttraum und im Hals
3. MP.	=	Allergie für die Haut des Kopfes, für die Organe im Kopf, für Mundhöhle, Nasen- und Nebenhöhlen.

unbedeutend / empfindlich

Aller ist auf Allergie 1 testbar

Abl 1: . Nutritive Abl.
. Inhalative " (Heuschnupfen, Asthma, Nasenschleimhaut, allgemein)
. Kopfallergie (Amalgambedingt)

sehr empfindlicher Punkt
=> Lymphe 1a/2

Nasenschleimhäute haben extreme Reflexionen, b. Kindern immer Ter Regel beachten!

Abl 1c: Toxinablagerungsort, wird hier deutlich sichtbar!

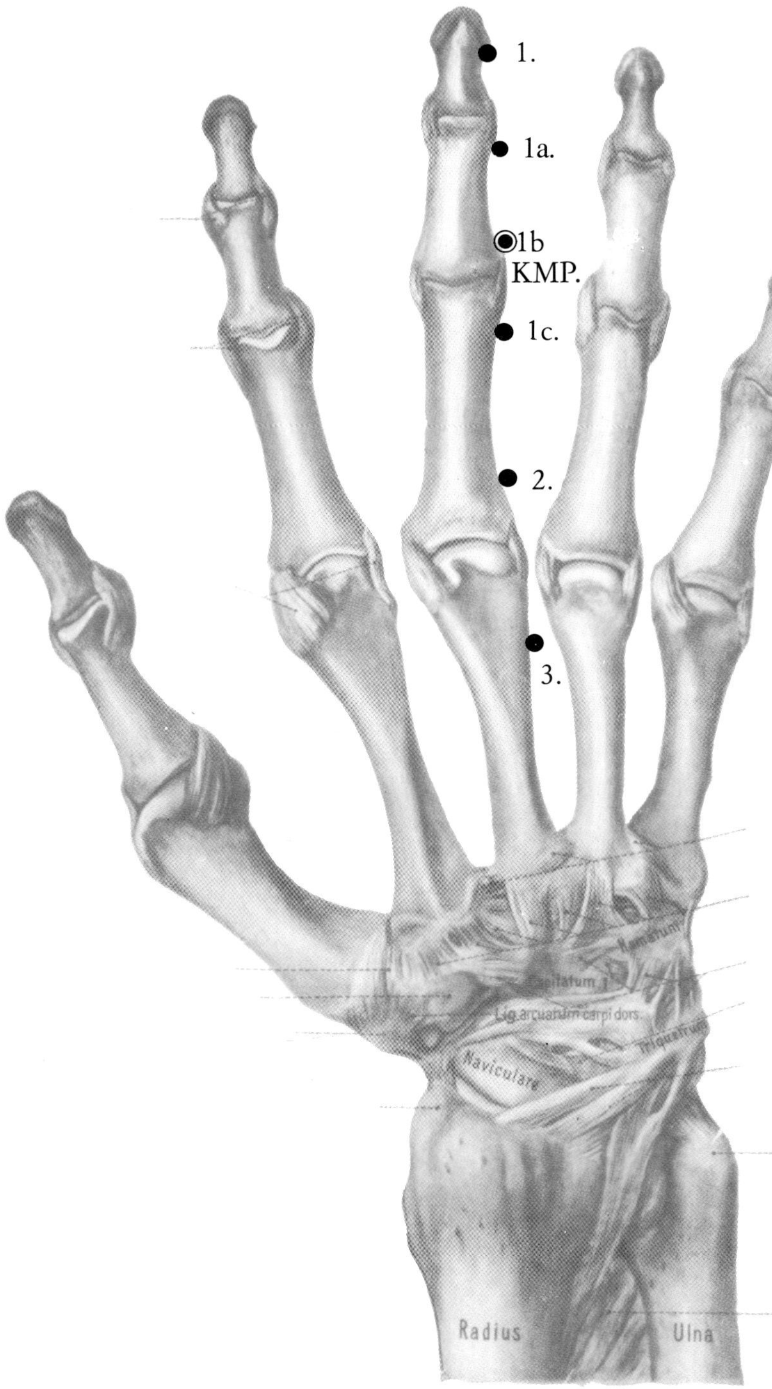
1.
1a.
1b
KMP.
1c.
2.
3.
Lig. arcuatum carpi dors.
Naviculare
Radius
Ulna

Abb. 14

Bindegewebiges Degenerationsgefäß

siehe B. II, T. 28

Beginn: 3. Zehe Endglied tibiale Seite

1. MP.	=	Organe im Bauchraum und im kleinen Becken
1b.	=	1. KMP. für bindegewebige Degeneration im ganzen Körper. Dazu gehören die gutartigen Geschwülste der Bindegewebsreihe Adenom, Angiom, Chondrom, Fibrom, Fibroadenom, Lymphangiom.
1c.	=	2. KMP. für bindegewebige Degeneration der Schleimhäute im ganzen Körper (gutartiges Papillom und Polyp)
2. MP	=	Organe im Brustraum und Hals → Mamma
3. MP.	=	Organe im Kopf

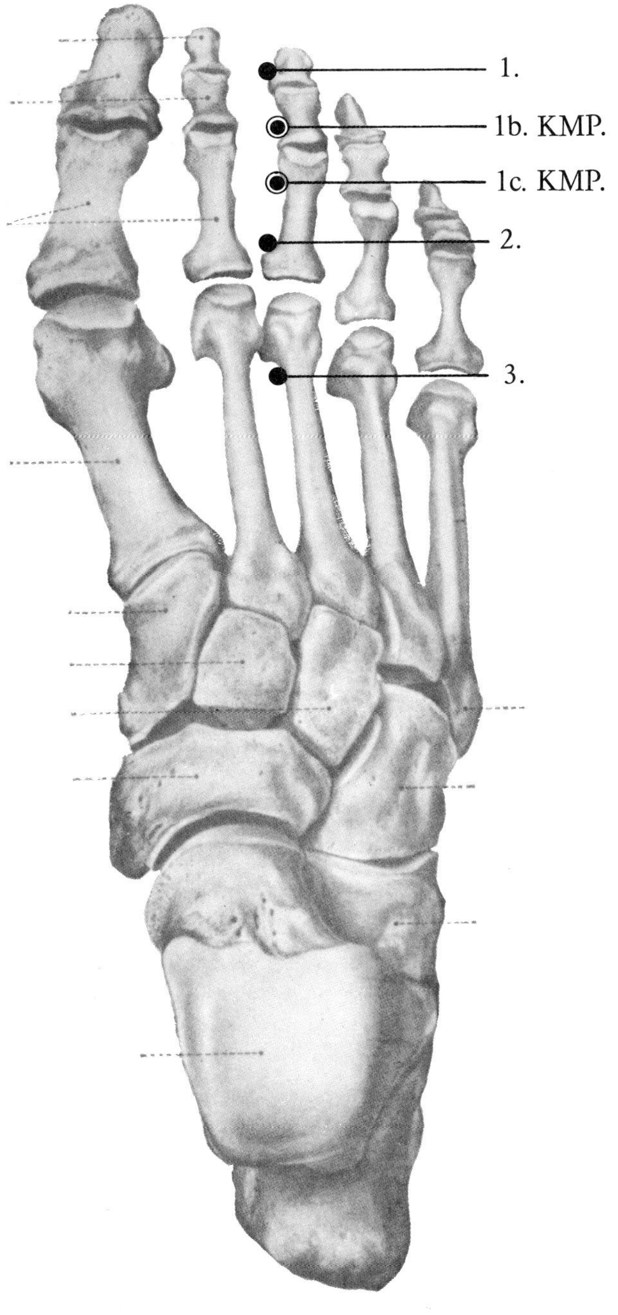

Abb. 15

Fettiges Degenerationsgefäß

siehe B. II, T. 29

Beginn: 4. Zehe Endglied tibiale Seite

1. MP.	=	Organe und Gefäße im Bauchraum (Fettleber, Lipoidnephrose, Lipomatose des Pankreas)
1b. KMP.	=	fettige Degeneration von Organen und Gefäßen im ganzen Körper
2. MP.	=	Organe und Gefäße im Brustraum (Fettherz: Herzmuskel, Herzkranzgefäße, Arterien)
3. MP.	=	Organe und Gefäße in den Schädelgruben (Zerebralsklerose, Gehirnerweichung)

Toxinspeicher für fettlösliche Toxine

Wenn Meßwert niedrig oder mit Zeigerabfall => genannten Mitteln (V.a. Mamma Ca)

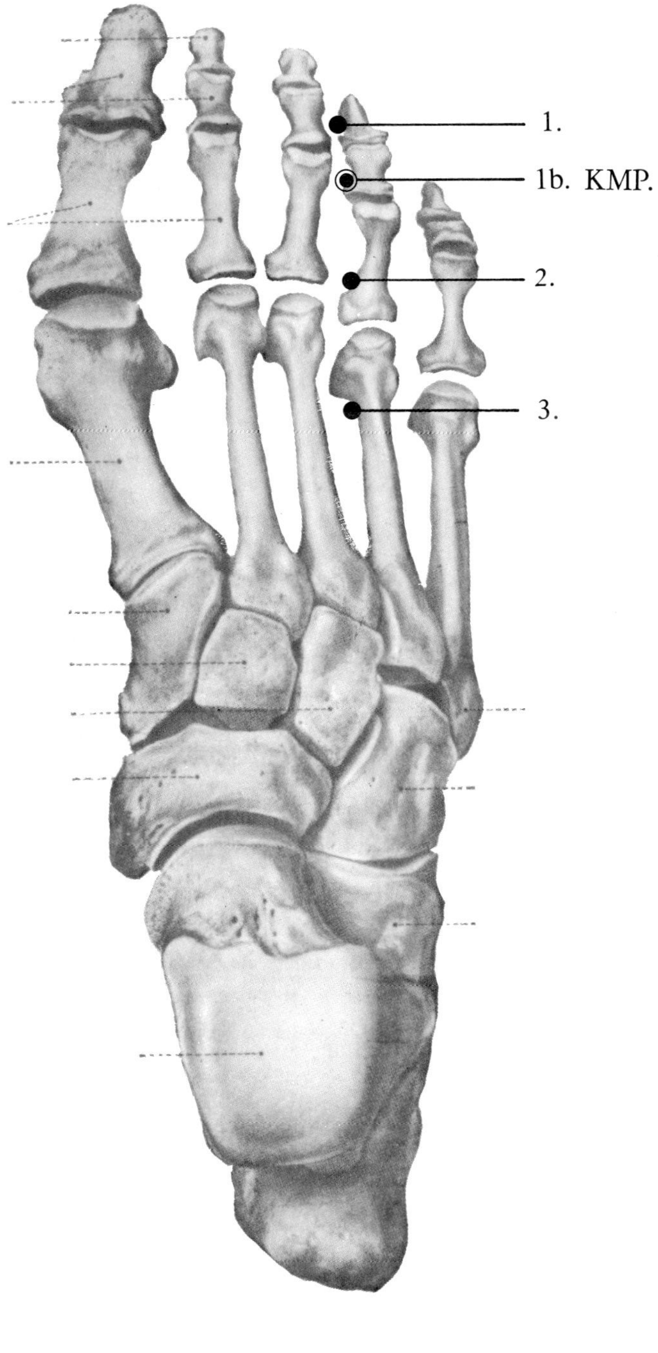

Abb. 16

Gelenkdegenerationsgefäß

siehe B. II, T. 32

Beginn: 2. Zehe Endglied tibiale Seite

1. MP.	=	Gelenke des Beckengürtels und der unteren Extremität
X 1-1 MP.	=	fokaltoxische Belastung der Gelenke
X 1a. MP.	=	allergischer Anteil der Gelenkerkrankung
1b. KMP.	=	für alle Gelenke einschließlich Wirbelsäule
X 1c. MP.	=	Gelenkinnenhaut für alle Gelenke (Schleimhäute)
2. MP.	=	Gelenke des Schultergürtels und des Armes
3. MP.	=	Atlas-Axis-Gelenk und Kiefergelenk

immer messen

(1) 1/1: F
(2) 1/a
(3) 1c

der „Schlechteste" zeigt an, wo die Therapie beginnt

gelten für das Gesamtgeschehen
direkte Beziehung zum therapeutischen Plan

Zu Gel Deg 1c:

Gelenkinnenhaut für alle Gelenke
sehr guter Meßpunkt

Zahnärztlich sehr wichtig. Fokalwirk. kann hier getestet werden. (Amalgam, devitale Zähne, Periostitis ...

Alle Gelenksbelastungen sind auch Bindegewebsbelastungen und umgekehrt.
Fokaltoxische und allergische Belastungen

Hier ist sehr gute Differentialdiagnose möglich:
was ist primär, sek., tertiär?

Der Punkt, der den besseren Ausgleich hat, steht im Vordergrund.

siehe untere Abbildung

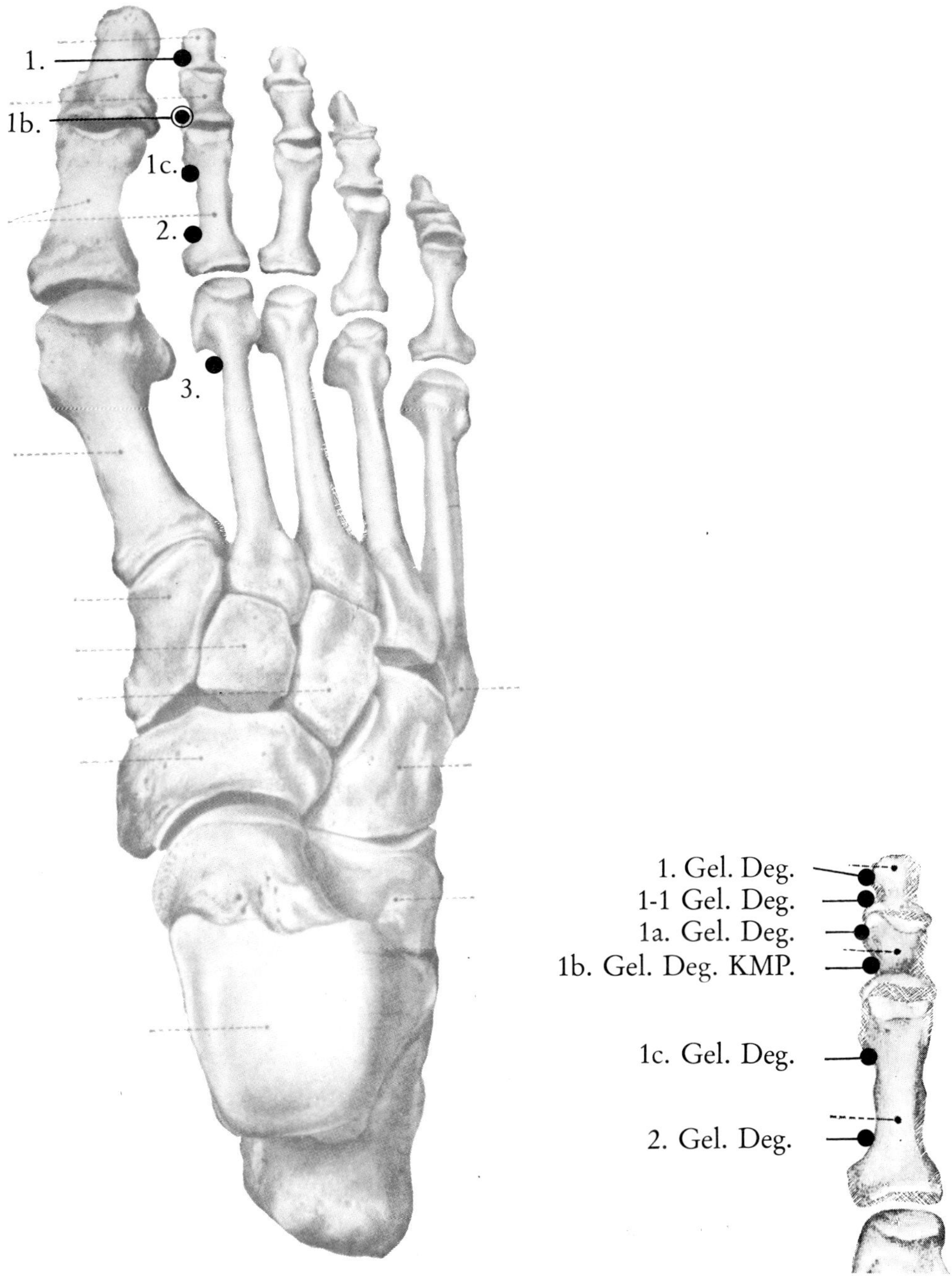

Abb. 17

Hautgefäß Output Meßpunkt!

siehe B. II, T. 20

Beginn: 3. Zehe Außenseite (fibulare Seite)

1. MP.	=	Haut unterer Körperabschnitt einschließlich Beine
1-1 MP.	=	Lymphgefäße der Haut (siehe untere Abbildung)
1-2 MP.	=	Allergiebelastung der Haut
1-3 KMP.	=	für das gesamte Hautorgan, B. II, T. 36
X 1a. MP.	=	Hautnarben
2. MP.	=	Haut oberer Körperabschnitt einschließlich Arme, Nacken und Hals
3. MP.	=	Haut des Kopfes

Narben mit Bioresonanz entstören

Energetisch überladen, daher gut testbar
Ein Organ, welches mit uns kommuniziert!
Flächenmäßig größtes Regulationsorgan d. Körpers.

Haut 1a:
hoher Zeigerstand im Vergleich zu anderen Meßpunkten.
Hautnarben: bei Zeigerabfall od. im Neg. Bereich
2 Punkte Zeigerabfall reichen uns, um nach Narben suchen zu müssen!

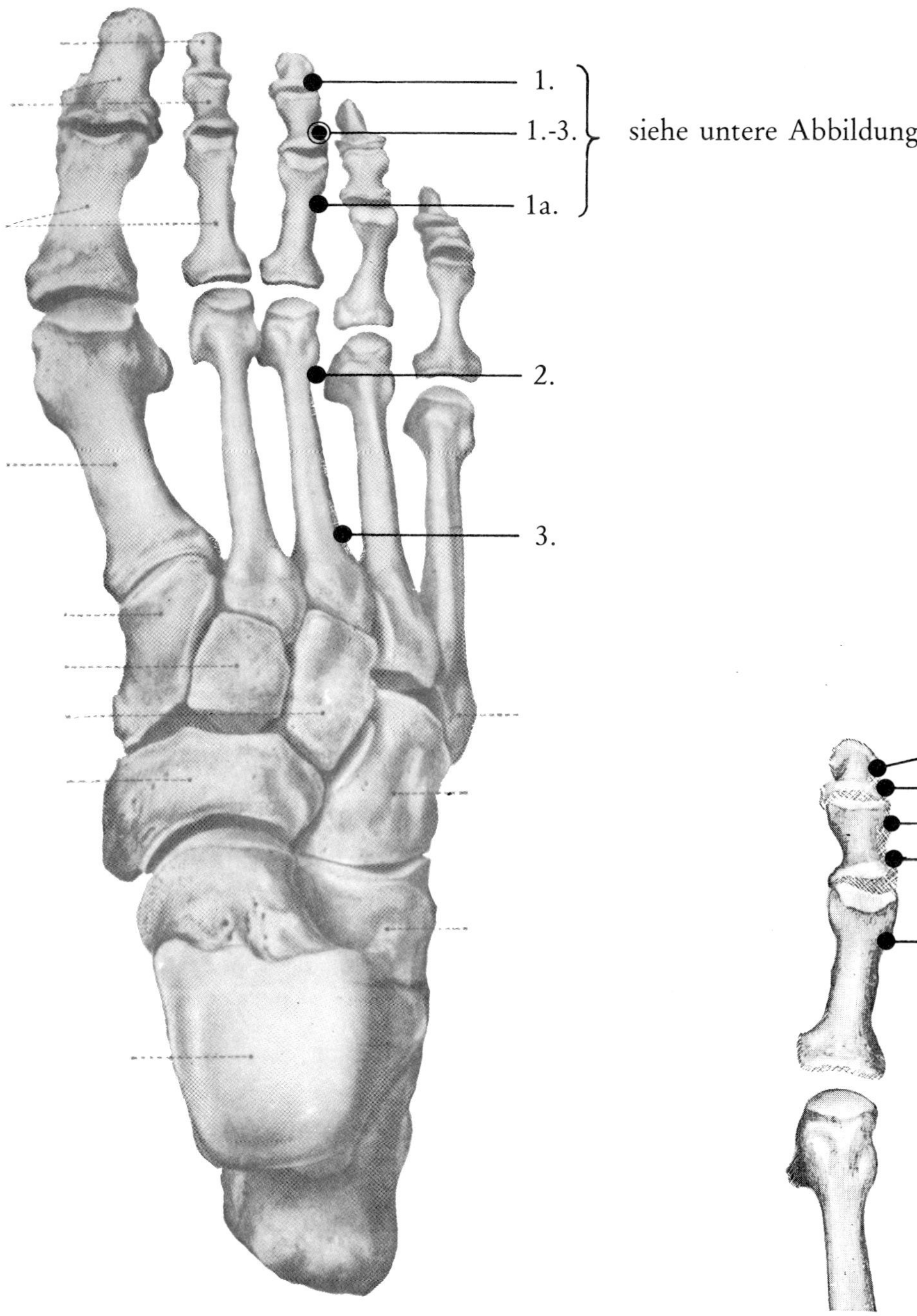

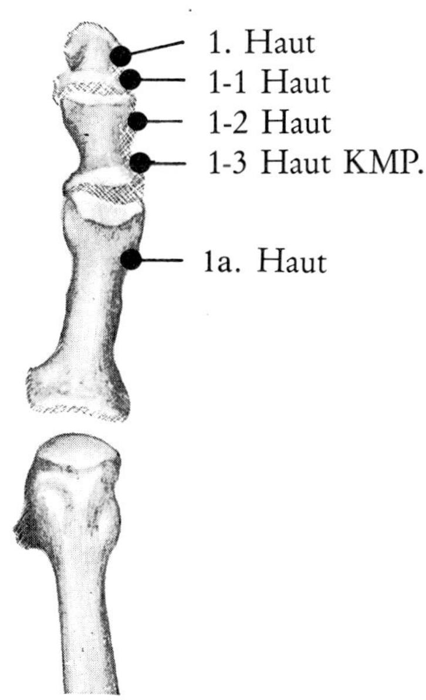

rechte 3. Zehenglieder
Punkte an fibularer Seite

Abb. 18

X : Edaclos, fixiert. U-Schema

Lymphgefäß

siehe B. I, Bi. 29, Seite 34

Beginn: Daumen Außenseite
Ende: Mündet in den zweiten paravertebral verlaufenden Ast des Blasenmeridians in den 36. Blasenpunkt

1.	=	Tonsilla palatina einschließlich peri- und retrotonsillärem Raum mit Lymphabfluß in die tiefen Halslymphdrüsen
1.1	=	Lymphabfluß des Ohres
1.2 Ed.X	=	Kontrollmeßpunkt für die 5 Tonsillen des *Waldeyer*schen Rachenringes
1a.	=	Tubenmandel bzw. Seitenstrang
Hauptpkt = 2. X	=	Lymphabfluß von Ober- und Unterkiefer
2a.	=	Lymphabfluß des Auges
3. X	=	Lymphabfluß der Nase mit Nebenhöhlen
4.	=	Lymphdrüsen und Lymphgefäße der Lunge
4a.	=	Lymphabfluß der Speiseröhre
4b.	=	Lymphabfluß Kehlkopf und Hypopharynx
5.	=	p-SMP. Herzlymphgefäße

Eigentliche Testung: L 1a ← bequem, nicht leicht zu traumatisieren, gesichert
Kontrolle L 2

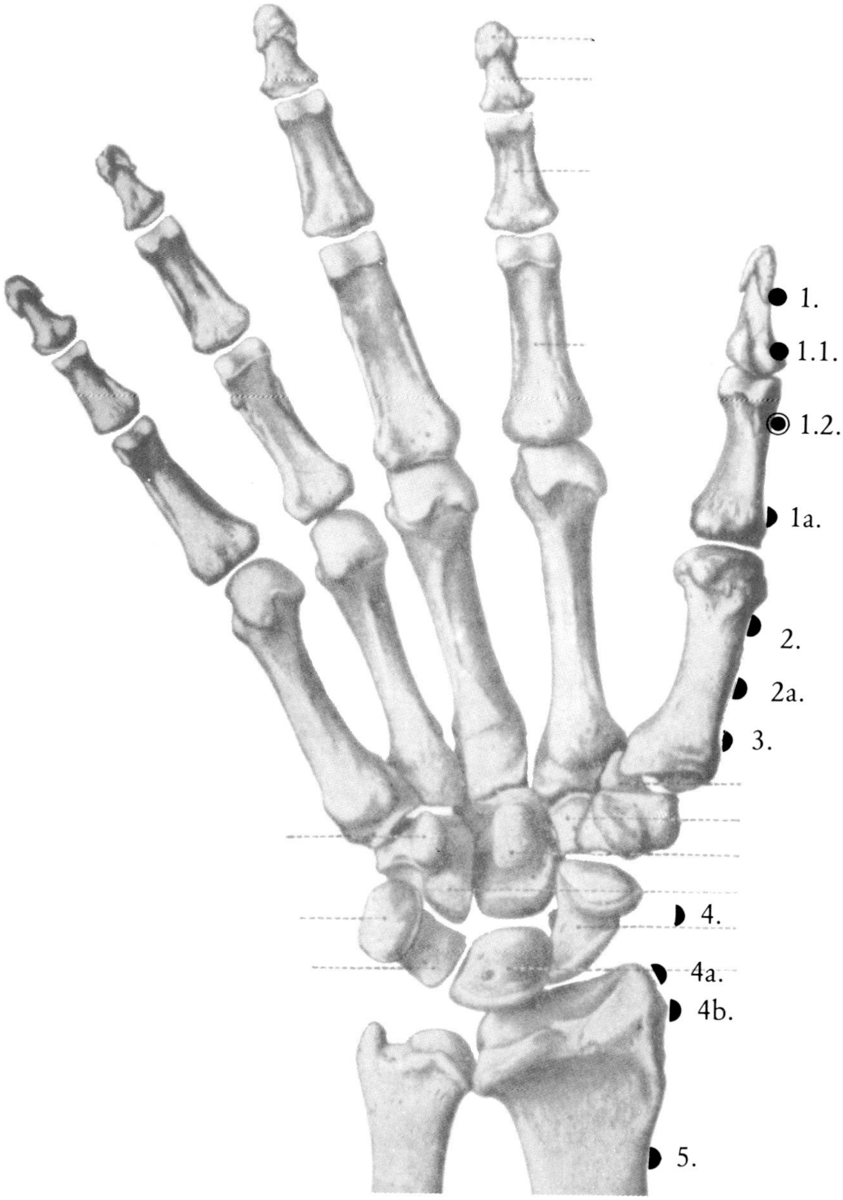

◗ = diese Punkte liegen an der Seite

Abb. 19

Nervendegenerationsgefäß

siehe B. II, T. 33

Beginn: Zeigefingerendglied ulnare Seite

1. MP. = Lumbal- und Sakralmark
1a. SMP. = vegetatives Nervensystem
1b. KMP. = peripheres und zentrales Nervensystem
1c. MP. = Meningen und Rückenmarkshüllen
2. MP. = Zervikal- und Thorakalmark
3. MP. = Stammhirn und Großhirn
3a. KMP. = parasympathische Kopfganglien, Su. I, T. 1
4. KMP. = Gehirnnerven, Su. I, T. 1

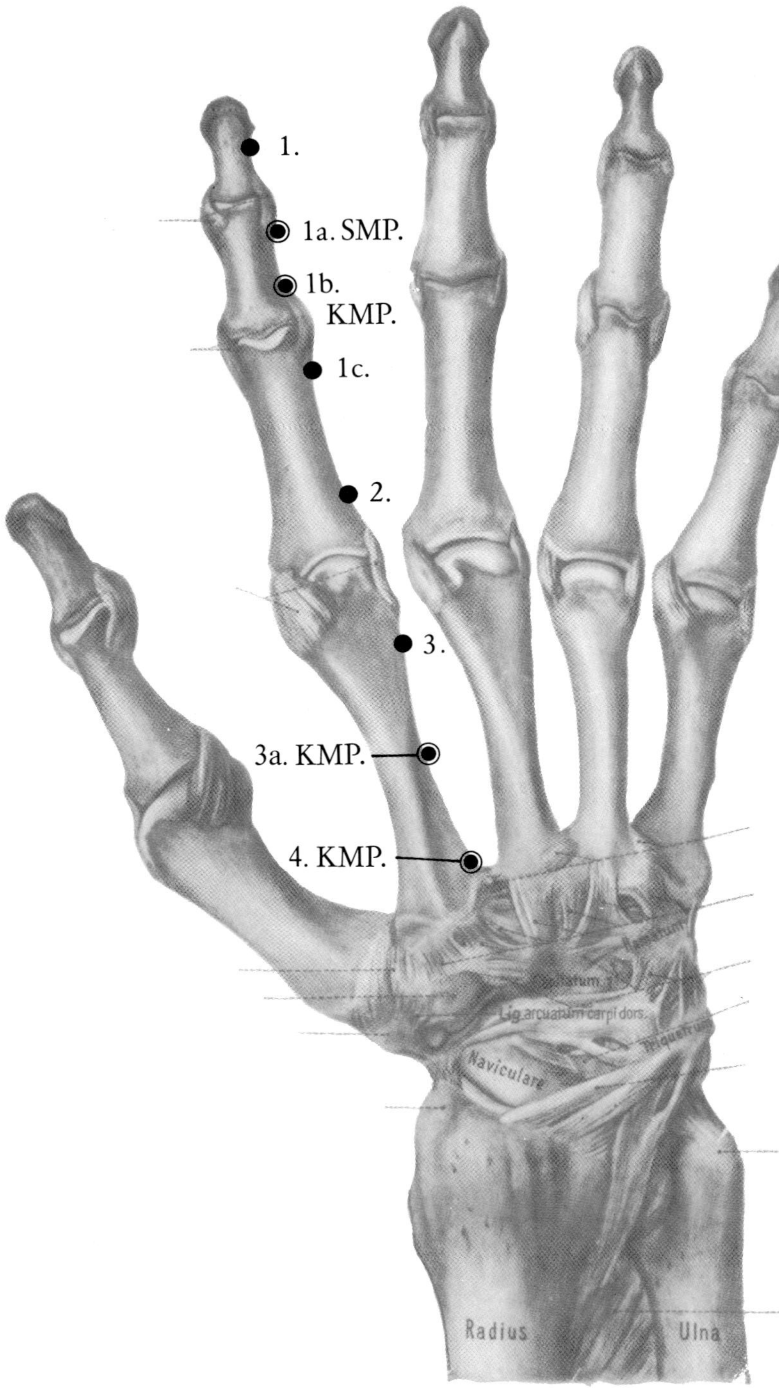

1.
1a. SMP.
1b.
KMP.
1c.
2.
3.
3a. KMP.
4. KMP.
Hamatum
Capitatum
Lig. arcuatum carpi dors.
Triquetrum
Naviculare
Radius
Ulna

Abb. 20

Organdegenerationsgefäß = Stoffwechsel

siehe B. II, T. 31

Beginn: Endglied 4. Finger radiale Seite

1. MP. = Organe im Bauchraum und im Becken
1-1 MP. = Lymphbelastung durch Organdegeneration
1a. MP. = vegetative Fehlsteuerung bei Organdegeneration → setzt Blockierung v... wenn Stamm im Zeigerabfall sehr kräftig
1b. KMP. = Organdegeneration.
Nicht endokrine Drüsen und Mammadrüse
1c. MP. = Degenerationsgeschehen im gesamten Peritoneum
1d. MP. = Degenerationsgeschehen in der gesamten Pleura
2. MP. = Organe im Brustkorb und im Hals
3. MP. = Organe im Kopf
4. MP. = Organe im Bauch und Becken
5. MP. = Organe im Brustraum und im Hals
6. MP. = Organe im Kopf

(zu 1c./1d.: wenn Meßwerte sehr niedrig ⇒ Metastasen wahrscheinlich)

Beachte: 4., 5. und 6. MP. anzuwenden bei 4. Fingeramputation.

Od 1 war immer mal für den Stoffwechsel sehr verträglich hält, wird leider gemessen.

Od 1-1: Lymphbelastung beim malignen Geschehen

Zu Org 1:
Stoffwechsel, Citratzyklus, Coenzyme, Vitamine Spurenelemente,

MERKE: Bringt Carcinominum comp. Zeigerausgleich oder Zeigerabfall verschwindet, so liegt ein degeneratives Geschehen vor.

Cave: Blockierung mit Zeigerabfall
Carcinom und hier Ca sind ausgesprochen schwer zu diagnostizieren.

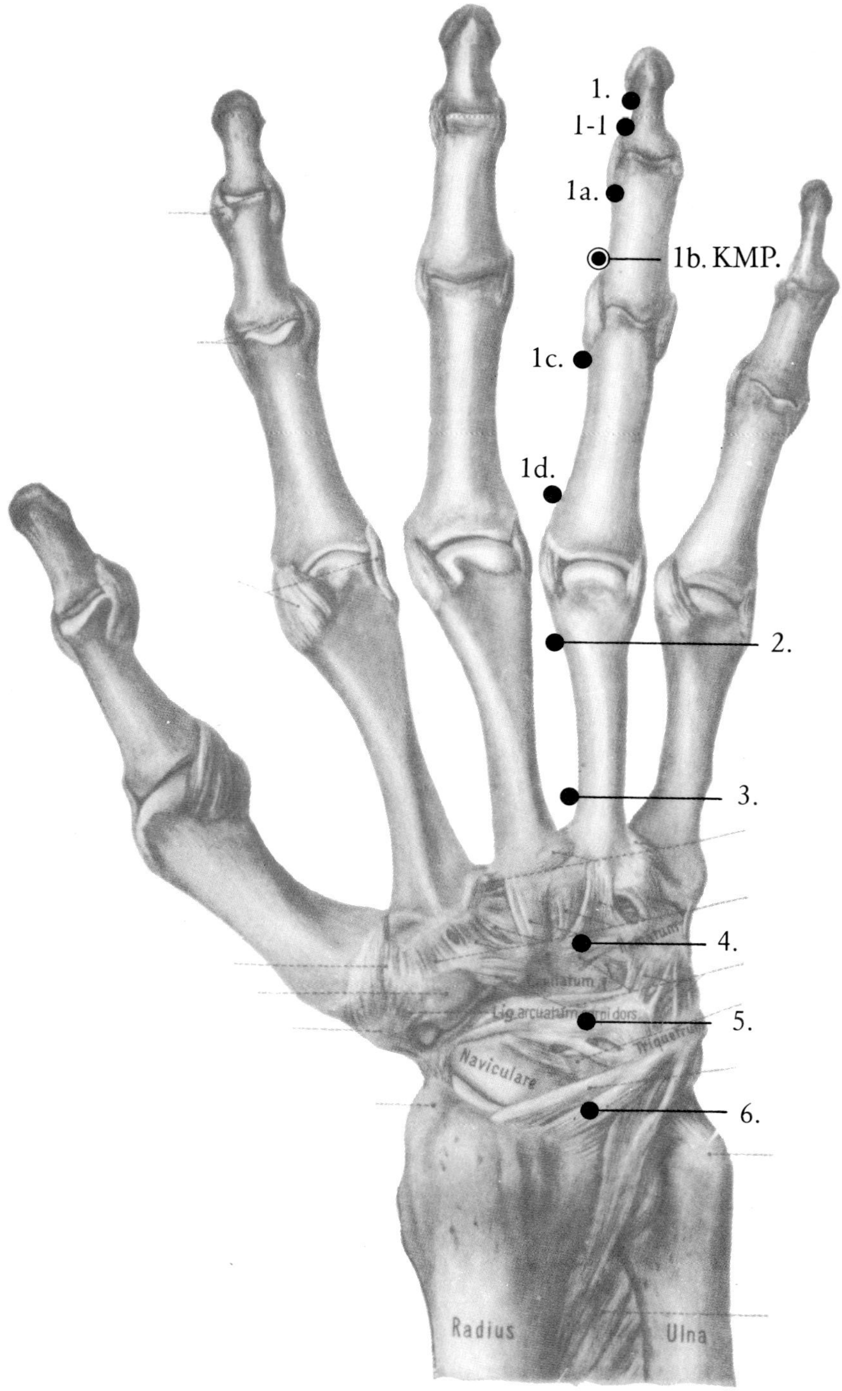

Abb. 21